COMO HACER LA DIETA CETOGÉNICA SIN DEJAR DE COMER

QUEMA TU GRASA CORPORAL EN TRES SEMANAS DE MANERA SALUDABLE, LA MÁS EFECTIVA ALIMENTACIÓN PARA BAJAR DE PESO

Jessy M. Brown

Índice

Introducción: Dieta baja en carbohidratos

Para ayudar con los problemas de peso y para mejorar la salud en general, muchas personas recurren a las dietas. De hecho, las estadísticas del gobierno muestran que mientras que cerca del 65 por ciento de los estadounidenses tienen sobrepeso, el 38 por ciento está haciendo algo al respecto.

Y de acuerdo con una encuesta reciente del Instituto Nacional de Salud, cerca de un tercio de los estadounidenses con sobrepeso que están tratando de perder peso, lo están haciendo comiendo menos carbohidratos (carbohidratos) en gran medida debido a la mayor popularidad de las dietas de moda como la dieta Atkins y la dieta South Beach.

Aunque ciertamente ha habido otros planes de dieta baja en carbohidratos o baja en azúcar antes, y más seguramente saldrán en los años venideros, echemos un vistazo a los fundamentos detrás de muchos de los planes principales. Y echemos un vistazo a cómo encajan en el mundo real de hoy. Porque si bien podría ser genial reducir el contenido de azúcar del cuerpo y ser más saludable, ¿no sería genial aprender a hacerlo mientras se forma parte de este mundo de ritmo acelerado?

En el mundo de la mensajería instantánea, la rápida interacción en Internet y los ya polifacéticos y agitados horarios del día a día, la presupuestación de alimentos dietéticos, la planificación, la preparación y las compras son temas que pueden convertirse en fuentes importantes de estrés y en las razones del fracaso de la dieta. Las familias de doble ingreso en movimiento y otros asalariados superocupados y personas a dieta a menudo ya sufren de más de su parte de los factores estresantes cotidianos como el temor de ser despedidos, sus trabajos siendo reubicados o terminados, haciendo malabares con más de un trabajo, dependientes (tanto ancianos como menores de edad) y tratando de financiar y hacer malabarismos con la educación continua en sus vidas, presupuestos y rutinas diarias.

La gente quiere y necesita soluciones más sencillas. Y necesitan planes de dieta más simples. Olvídese de gastar grandes sumas de dinero en artículos gourmet difíciles de encontrar. Olvídese de pasar horas sólo para preparar las comidas. Y olvídese de contar, medir y pesar los ingredientes.

O un plan bajo en carbohidratos encaja en la vida real o no. Primero echaremos un vistazo a algunos términos básicos y definiciones para ayudar a entender la ciencia que hay detrás de los planes de bajo índice de carbohidratos. Veamos cuántos de los principales planes de los jugadores están a la altura.

Tenga en cuenta que el contenido aquí no es presentado por un médico, y que toda la planificación dietética debe hacerse bajo la guía de sus propios médicos. Este contenido sólo presenta una visión general de la investigación de bajo contenido de carbohidratos con fines educativos y no reemplaza el consejo médico de un médico profesional.

Tipos de carbohidratos

En pocas palabras, hay dos tipos de carbohidratos, simples y complejos. Algunos se refieren a ellos como carbohidratos malos y buenos, carbohidratos de digestión rápida y lenta y otros posiblemente confusos. Aquí está la primicia.

> ## Carbohidratos simples

-

Los alimentos con carbohidratos simples o refinados suelen tener un bajo contenido de nutrientes y un alto índice glucémico. Son de rápida digestión y pueden hacer que el azúcar en la sangre se dispare y luego caiga dramáticamente en un corto período de tiempo. Con el fin de mantener el cuerpo funcionando de manera más saludable y estable, los asesores de salud recomiendan que estos tipos de alimentos sean limitados.

Ejemplos de estos carbohidratos simples son el pan blanco, las papas, los plátanos y las golosinas azucaradas como las galletas, los dulces, las magdalenas y los pasteles, y las bebidas gaseosas como los populares productos de cola.

> ***Carbohidratos complejos***
-

Los alimentos con carbohidratos complejos contienen muchos nutrientes y tienen un índice glucémico de bajo a moderado. Un mayor contenido de fibra en estos alimentos significa una digestión más lenta, que es más saludable para el cuerpo. Y estos alimentos son considerados buenas opciones por los asesores de salud.

Ejemplos de estos carbohidratos complejos son los granos enteros, la mayoría de las frutas y verduras. Las leguminosas, plantas de la familia de los guisantes o frijoles, también están en esta categoría.

> ***¿Cuál es el mejor?***

Mientras que estudios como el de la Universidad de Arkansas para Ciencias Médicas en enero de 2004 muestran que las dietas bajas en carbohidratos pueden ayudar con la pérdida de peso; los carbohidratos deben ser del tipo complejo, de bajo índice glicémico. Notable es que una evitación total de los carbohidratos simples no es necesaria, tampoco. En otras palabras, un tratamiento de vez en cuando, con moderación (y aprobado por su asesor dietético o de acuerdo con su médico), debería estar bien.

Como nota aparte, sus dientes también

estarán más sanos sin la acumulación de caries de azúcar de los alimentos simples para carbohidratos. Para que las sonrisas más sanas brillen con cuerpos más sanos.

Otros conceptos que debes saber

Aquí hay algunos otros términos que ayudan a explicar los problemas científicos y de salud que hay detrás de las soluciones de planificación dietética con bajo contenido de carbohidratos. Tenga en cuenta que estas son sólo definiciones básicas y que pueden ser exploradas en su tiempo libre a través de otros recursos para definir mejor sus funciones en el sistema de salud del cuerpo.

CALORÍAS

Una caloría es una medida de calor. Las calorías también se refieren a una medida de la cantidad de energía que un cuerpo obtiene de los alimentos. En pocas palabras, mientras más calorías haya en los alimentos, más energía se requiere para que el cuerpo utilice los nutrientes.

CARBOHIDRATO

Un carbohidrato es uno de los tres
nutrientes principales que proporcionan
energía al cuerpo. Los carbohidratos están
compuestos de azúcares simples o de
cadenas de azúcar enlazadas.

Ejemplos de azúcares simples
(carbohidratos simples) son la sacarosa o
el azúcar de mesa, la fructosa o el azúcar
de fruta y la lactosa o el azúcar lácteo. Las
cadenas atadas de azúcar o carbohidratos
complejos que se encuentran en las
plantas a menudo se llaman almidones.

Ejemplos de tipos de carbohidratos
complejos digeribles son la harina de trigo
o la fécula de patata. Un ejemplo no
digerible es la celulosa de apio. Los
carbohidratos son convertidos por el
cuerpo en azúcar y utilizados como

energía. Los carbohidratos no utilizados se almacenan en el cuerpo como grasa.

GRASA

La grasa es uno de los tres principales grupos de nutrientes que proporcionan energía al cuerpo. La grasa se obtiene de fuentes de aceite animal o vegetal. El cuerpo la descompone en grasas más simples y la quema o almacena en el cuerpo.

FRUCTOSA

La fructosa es un azúcar derivado de plantas, especialmente el maíz, que se utiliza para endulzar productos alimenticios comerciales como las gaseosas y otros alimentos preparados. Su popularidad se extendió por primera vez en la década de 1970 y suele figurar en la lista de ingredientes como "jarabe de maíz con alto contenido de fructosa".

GLUCOSA

La glucosa se conoce como azúcar en la sangre. Todos los carbohidratos, ya sean simples o complejos, son convertidos por el cuerpo en azúcar y el azúcar dentro del torrente sanguíneo del cuerpo es de esta forma. El nivel de glucosa en la sangre es el principal estímulo para la secreción de insulina.

GLUCAGÓN

El glucagón es una hormona producida por el páncreas que estimula a las células grasas a convertir sus reservas en glucosa y liberarlas para el uso de energía. El glucagón debe ser liberado para que el cuerpo libere y descomponga la grasa corporal. El páncreas no puede liberar eficientemente tanto glucagón como insulina y no liberará glucagón si los niveles de azúcar e insulina en la sangre son altos.

GLICÓGENO

El glucógeno es la principal forma de almacenamiento de carbohidratos en los animales y se encuentra principalmente en el hígado y el tejido muscular. Se convierte fácilmente en glucosa según lo necesite el cuerpo para satisfacer sus necesidades energéticas. También llamado almidón animal.

ÍNDICE GLICÉMICO

El índice glucémico es una medida de la rapidez con la que los alimentos individuales elevarán el nivel de azúcar en la sangre de su cuerpo.

INSULINA

La insulina es una de las dos principales

hormonas producidas por el páncreas y la principal hormona metabólica del cuerpo. Cuando la glucosa de la sangre aumenta, el páncreas libera insulina para ayudar a transferir glucosa a las células para obtener energía.

La insulina también ayuda a convertir la glucosa extra en tejido graso y ayuda a promover los aminoácidos que se convierten en proteínas y se almacenan en el músculo. En el hígado, ayuda a que la glucosa extra se almacene como glucógeno. La insulina puede elevar los niveles de colesterol y causar retención de líquidos y sal, y se interpone en el camino de descomponer la grasa almacenada. Falta de insulina adecuada o falta de insulina suficiente

sensibilidad a los efectos de la insulina en el cuerpo puede conducir a la diabetes.

RESISTENCIA A LA INSULINA

La resistencia a la insulina es un estado que se alcanza cuando el cuerpo no responde y procesa adecuadamente la insulina que libera. La resistencia a la insulina hace que el páncreas produzca insulina en exceso. Según los doctores Michael y Mary Eades de Protein Power, la resistencia a la insulina causa presión arterial alta, niveles elevados de colesterol, enfermedad de las arterias coronarias (enfermedad cardíaca), obesidad, diabetes tipo II y una serie de otras enfermedades y trastornos.

KETONES

Cuando el cuerpo descompone la grasa para obtener energía debido a la falta de suficiente glucosa para cubrir las necesidades energéticas, combinada con el agotamiento del glucógeno en el hígado, las cetonas son un tipo de resultado químico. El exceso de cetonas causa mal aliento y aparece en la orina durante el examen en tira.

CETOSIS

La cetosis es el proceso del cuerpo de quemar la grasa almacenada para obtener energía cuando la glucosa no está fácilmente disponible. Un mecanismo de supervivencia utilizado en tiempos de hambruna.

Generalmente se piensa que no es un buen estado a largo plazo para que el cuerpo opere en él. Cuando la cetosis se produce en alguien que es víctima de la hambruna, o que no está comiendo alimentos por cualquier razón, puede causar una enfermedad grave y, finalmente, la muerte.

PROTEÍNA

La proteína es uno de los tres principales grupos de nutrientes que proporcionan energía al cuerpo. La proteína se obtiene a partir de productos animales y de soja y de algunos productos vegetales como las legumbres (frijoles, cacahuetes y guisantes). Convertido en aminoácidos por el cuerpo durante la digestión y almacenado en las células musculares como proteína.

SUCROSO

Otro nombre para la sacarosa es azúcar de mesa; se deriva de las plantas de caña de azúcar.

ESTRELLA

El almidón es un tipo de azúcar que se encuentra en las papas, el arroz blanco, los panes, los bagels y otros alimentos.

GRASA TRANS

La grasa trans es un tipo de grasa procesada que no se encuentra en la naturaleza (también llamada grasa/aceite hidrogenado o parcialmente hidrogenado). Se utiliza en productos horneados como donas, panes, galletas saladas, papas fritas, galletas y muchos otros productos alimenticios procesados como margarina y aderezos para ensaladas.

Un poco de historia: El inicio de la dieta, "baja en carbohidratos"

La terminología "bajo en carbohidratos" no se acuñó realmente hasta alrededor de 1992 cuando el USDA anunció que la pirámide alimenticia modelo de Estados Unidos incluía de seis a once porciones diarias de granos y almidones. Sin embargo, las dietas bajas en carbohidratos se remontan a más de 100 años antes de la dieta de moda de Atkins, a 1864, con un folleto titulado Letter on Corpulence (Carta sobre la Corpulencia) escrito por William Banting, lo más parecido a la primera dieta comercial baja en carbohidratos que se pudo conseguir.

Banting había sufrido una serie de problemas de salud debilitantes debido principalmente a su sobrepeso o a su "corpulencia". Buscó en vano curas para su problema de peso, que muchos médicos de la época creían que era un efecto secundario necesario de la vejez. También intentó comer menos, pero siguió aumentando de peso y teniendo varios problemas de salud. No podía entender cómo las pequeñas cantidades de comida que estaba comiendo lo llevaron a su problema de peso:

"Pocos hombres han llevado una vida más activa - corporal o mentalmente - de una ansiedad constitucional por la regularidad, la precisión y el orden, durante cincuenta años de mi carrera empresarial, de la que me había retirado, de modo que mi corpulencia y la obesidad subsiguiente no fueron por descuido de la actividad corporal necesaria, ni por comer, beber o autocomplacencia excesiva de ningún tipo, excepto que tomé los simples alimentos de pan, leche, mantequilla, cerveza, azúcar y papas con más libertad de lo que mi edad me exigía....".

Muchos estadounidenses contemporáneos en movimiento podrían reconocer la dieta diaria poco saludable de Banting:

"Mi antigua mesa dietética era pan y leche para el desayuno, o una pinta de té con mucha leche, azúcar y tostadas con mantequilla; carne, cerveza, mucho pan (del que siempre fui muy aficionado) y pastelería para la cena, la comida de té similar a la del desayuno, y generalmente una tarta de frutas o pan y leche para la cena. Tenía poco consuelo y mucho menos sueño profundo."

Sólo tiene que sustituir una tarta, dona o panecillo con café y mucha crema y azúcar para el desayuno, una hamburguesa de comida rápida y papas fritas con un refresco de gran tamaño para el almuerzo y una tarta congelada o pizza para la cena seguida de postre y podrá ver cómo la dieta de Banting era tan parecida a la de los típicos estadounidenses de hoy en día de ritmo rápido.

Cuando su médico colocó estos artículos en una "lista de alimentos prohibidos", Banting perdió 50 libras y 13 pulgadas en un año. Se mantuvo alejado, viviendo una vida larga y mucho más saludable.

Su nuevo plan de dieta consistía en una serie de platos de carne y lo enumeró de la siguiente manera:

"Para el desayuno, a las 9:00 a.m., tomo de cinco a seis onzas de carne de cordero, riñones, pescado asado, tocino o carne fría de cualquier tipo, excepto carne de cerdo o ternera; una taza grande de té o café (sin leche ni azúcar), una pequeña galleta o una onza de pan tostado seco; haciendo juntos seis onzas de sólido, nueve de líquido.

Para la cena, a las 14:00 horas, cinco o seis onzas de cualquier pescado excepto salmón, arenques,

o anguilas, cualquier carne excepto cerdo o ternera, cualquier vegetal excepto papa, chirivía, remolacha, nabo o zanahoria, una onza de pan tostado seco, fruta de un pudín que no endulce ningún tipo de ave de corral o caza, y dos o tres copas de buen clarete, jerez o Madeira, o champaña, oporto y cerveza prohibidos; haciendo juntos de diez a doce onzas sólidas y diez líquidas.

Para el té, a las 6:00 p.m., dos o tres onzas de fruta cocida, una o dos galletas, y una taza de té sin leche o azúcar; haciendo de dos a cuatro onzas sólidas, nueve líquidas.

Para la cena, a las 9.00 P.M. Tres o cuatro onzas de carne o pescado, similar a la cena, con un vaso o dos de clarete o jerez y agua; haciendo cuatro onzas sólidas y siete líquidas.

Para la copa, si es necesario, un vaso de grog (ginebra, whisky o brandy, sin azúcar), o una o dos copas de clarete o jerez".

Tan grandes fueron los cambios en su apariencia y salud que sus amigos y conocidos comenzaron a notar y al igual que hoy querían saber qué dieta estaba siguiendo. Lo más importante de todo es que Banting podía sentir y ver la diferencia por sí mismo.

"Todos los que me conocen me dicen que mi aspecto personal ha mejorado mucho y que parece que llevo el sello de la buena salud; esto puede ser una cuestión de opinión o un comentario amistoso, pero puedo afirmar honestamente que me siento restaurado en salud, "corporal y mentalmente", que parezco tener más fuerza y vigor muscular, que como y bebo con buen apetito, y que duermo bien. Todos los síntomas de acidez, indigestión y acidez estomacal (con los que me atormentaban con frecuencia) han desaparecido. He dejado de usar los ganchos de arranque, y otras ayudas como éstas, que eran indispensables, pero que ahora son capaces de agacharse con facilidad y libertad, son innecesarias. He perdido la sensación de desmayo ocasional, y lo que creo que es una bendición y un consuelo notable, es que he sido capaz de dejar las rodilleras, que había usado necesariamente durante muchos años, y que he abandonado el vendaje umbilical".

Su libro de cómo hacer dieta se hizo muy popular y fue traducido a varios idiomas. Sin embargo, con el tiempo fue abandonada.

Banting señaló en la Carta sobre la Corpulencia que una paradoja común de salud de nuestro tiempo no existía en la suya. Esta fue la paradoja de la obesidad, ampliamente considerada como un problema de exceso, entre los pobres. Los pobres del siglo XIX no podían permitirse los refinados alimentos azucarados que causan el aumento de peso. Pero los pobres del siglo XXI sí pueden hacerlo hoy en día.

En un reciente artículo de Associated Press titulado "La paradoja de la salud: la obesidad ataca a los pobres", el reportero señaló que muchas familias pobres están aumentando su presupuesto para alimentos comprando alimentos procesados y refinados que no son saludables. De una familia que escribió

Barbassa,

"Durante el invierno, los trabajos son escasos, por lo que Caballero alimenta a su marido y a sus tres hijos con la comida más barata que puede conseguir: patatas, pan, tortillas.... Como se procesa.

los alimentos ricos en azúcar y grasa se han vuelto más baratos que las frutas y verduras, los pobres en particular están pagando un alto precio con tasas de obesidad que aumentan, seguidas por la diabetes".

Desafortunadamente para la familia Caballero, estas grapas baratas son malas para su salud. La carne fresca, las frutas y verduras de bajo contenido de almidón pueden ser más caras y tener una vida útil más corta, pero definitivamente valen el precio en gastos médicos ahorrados y mejor salud.

A lo largo de los años, a medida que se conocieron las "calorías", se incluyeron variaciones en el recuento de las mismas en las soluciones dietéticas. Y una variedad de otros temas fueron explorados como cuántos de los alimentos deben ser consumidos y con qué frecuencia.

Mientras que la dieta de Banting finalmente cayó en desuso, las dietas bajas en carbohidratos comenzaron a aparecer de nuevo en el siglo XX. Las más famosas son las dietas Atkins y Scarsdale que alcanzaron popularidad en la década de 1970. Mientras que Scarsdale tiene un plan de comidas de 14 días que debe seguirse y restringe en gran medida las calorías, la dieta Atkins permitía el consumo ilimitado de calorías, siempre y cuando esas calorías provengan de proteínas, grasas y verduras y la ingesta de carbohidratos se mantuviera baja.

Atkins y Scarsdale cayeron en desgracia en la década de 1980 cuando el Departamento de Agricultura de los Estados Unidos alentó el consumo de granos y productos de granos con la pirámide alimenticia del USDA.

Fue sólo en la década de 1990 que comenzamos a ver un retorno a las dietas bajas en carbohidratos que parecen ser más que una moda. ¡Es un estilo de vida! A medida que más y más personas se dan cuenta de la pérdida de peso y otros beneficios para la salud que están disponibles para las personas que comen bajo en carbohidratos, el número de dietas y tiendas que venden productos especiales bajos en carbohidratos continúa aumentando.

En pocas palabras, la mayoría de las dietas bajas en carbohidratos tienen la misma premisa básica: que el exceso de carbohidratos simples y refinados conduce a la sobreproducción de insulina, lo que conduce al almacenamiento de demasiada grasa en el cuerpo. Este almacenamiento de grasa es especialmente prominente alrededor de la mitad.

Aunque hay grados de diferencia entre las muchas dietas, todas coinciden en los efectos negativos que el exceso de producción de insulina tiene en nuestros sistemas.

La insulina, ¿cuál es su función?

Hay tres unidades básicas que el cuerpo utiliza para la energía:

> Grasas
> Proteínas
> Carbohidratos

Los tres pueden convertirse en glucosa en sangre. Sin embargo, mientras que las grasas y las proteínas se convierten lentamente, los carbohidratos se convierten rápidamente causando picos rápidos en los niveles de azúcar en la sangre del cuerpo. Estos picos en los niveles de azúcar en la sangre hacen que el páncreas cree y libere insulina hasta que el nivel de azúcar en la sangre regrese a la normalidad.

Mientras tanto, la insulina, una hormona producida en el páncreas que reduce los niveles de glucosa en nuestra sangre, se libera en la sangre tan pronto como el cuerpo detecta que los niveles de azúcar en la sangre han aumentado por encima de su nivel óptimo.

La insulina es una hormona muy eficiente que hace funcionar los sistemas de almacenamiento de combustible del cuerpo. Si hay exceso de azúcar o grasa en la insulina en la sangre le indicará al cuerpo que la almacene en las células grasas del cuerpo. La insulina también les dice a estas células que no liberen su grasa almacenada, haciendo que esa grasa no esté disponible para que el cuerpo la utilice como energía.

Debido a que esta grasa almacenada no

puede ser liberada para su uso como energía, la insulina previene de manera muy efectiva la pérdida de peso. Cuanto más altos sean los niveles de insulina del cuerpo, más eficazmente impedirá que las células grasas liberen sus reservas, y más difícil será perder peso. Según muchas autoridades, a largo plazo, los altos niveles de insulina pueden provocar resistencia a la insulina y causar graves problemas de salud como los que se enumeran a continuación:

1. Aumento de los niveles de insulina y de la resistencia a la insulina
2. Menor metabolismo que lleva al aumento de peso
3. Aumento del tejido graso y reducción del tejido muscular
4. Envejecimiento acelerado
5. Aumento de las alergias e intolerancias alimentarias

6. Sistema inmunológico sobrecargado

7. Mayor riesgo de enfermedades cardíacas, obesidad, diabetes y cáncer

Los carbohidratos, especialmente los carbohidratos simples como el azúcar y el almidón, se convierten rápidamente en sacarosa por el cuerpo entrando más rápido en el torrente sanguíneo, causando así la liberación de grandes cantidades de insulina. Cuantos menos carbohidratos se consumen, menos insulina produce el cuerpo y menos calorías se almacenan en forma de grasa. Menos almacenamiento de grasa equivale a menos aumento de peso y menos carbohidratos consumidos equivale a menos insulina en la sangre y en el cuerpo que utiliza sus reservas de grasa como combustible.

La premisa detrás de cada plan de dieta

baja en carbohidratos es que un cuerpo que produce menos insulina quema más grasa que un cuerpo que produce mucha insulina. Algunos planes fomentan un período de consumo extremadamente bajo de carbohidratos para que el cuerpo entre en un estado de cetosis y queme más rápidamente los depósitos de grasa.

Estos son usualmente llamados períodos de inducción. La duración del control extremo del carbohidrato varía desde siete días hasta el tiempo que le tome alcanzar su peso ideal. Después de este período de dieta extremadamente baja en carbohidratos, se siguen los niveles de mantenimiento del consumo de carbohidratos para prevenir el aumento de peso. La cantidad de carbohidratos que usted puede comer con seguridad dependerá de su sistema corporal único. Y usted probablemente tendrá que experimentar para averiguar qué nivel de ingesta de carbohidratos es mejor para usted.

No importa cuál sea su consumo de carbohidratos, será más bajo de lo normal y aún así eliminará la harina blanca y los productos de flor blanca y ciertos otros alimentos azucarados y almidonados. Esta es la razón por la que estos planes de dieta se conocen como estilos de vida bajos en carbohidratos.

El éxito con bajo contenido de carbohidratos requiere que usted esté dispuesto a dejar de consumir carbohidratos simples a largo plazo.

Ahora, aquí hay una lista de los planes y libros de dietas bajas en carbohidratos más populares y un resumen de sus requisitos.

14 Dietas más populares y efectivas: Dieta Atkins

Quizás la más ampliamente conocida de todas las dietas bajas en carbohidratos es la dieta Atkins. Creado por el Dr. Robert Atkins en la década de 1970, la dieta Atkins es considerada por algunos como el plan de dieta baja en carbohidratos más extremo.

La Dra. Atkins creía que casi toda la obesidad es causada por la producción de insulina hiperactiva y no por comer en exceso. Él creía que el exceso de comida podía ser causado por la adicción a los carbohidratos y que la mayoría de las personas con sobrepeso en realidad comían menos que sus contrapartes delgadas. Sin embargo, anhelan y comen carbohidratos, lo que aumenta sus niveles de insulina y suprime la quema de grasas.

El Dr. Atkins es un defensor de la quema de grasa cetogénica, que se logra comiendo menos de 40 gramos de carbohidratos cada día. Aconseja a sus seguidores que compren tiras reactivas para que puedan medir la cantidad de cetonas en su orina diariamente y confirmar que se encuentran en un estado constante de cetosis. También recomienda el uso de suplementos dietéticos para ayudar a equilibrar la nutrición y los sistemas del cuerpo.

La dieta Atkins se divide en cuatro etapas: la dieta de inducción, la dieta de pérdida de peso continua, la dieta de pre-mantenimiento, y finalmente la dieta de mantenimiento de por vida.

La dieta de inducción es muy estricta en

cuanto a la eliminación de carbohidratos (20 gramos o menos al día), pero generosa en cuanto a la cantidad de grasa y proteína. Cabe señalar que las verduras con bajo contenido de almidón son la fuente recomendada de carbohidratos. Esta fase de la dieta dura 14 días y es seguida por la dieta de Pérdida de Peso Continua (OWL).

La fase OWL permite la reintroducción de ciertos carbohidratos buenos, pero los niveles se mantienen por debajo de los 40 gramos al día. Las personas que hacen dieta permanecen en OWL hasta que alcanzan su peso ideal. Una vez que se alcanza el peso ideal, las personas que hacen dieta pasan a la dieta de Pre-Mantenimiento, donde experimentan con la reintroducción de ciertos carbohidratos buenos hasta que descubren su nivel de tolerancia a los carbohidratos (el total de gramos de carbohidratos que pueden consumir en un día y no aumentar de peso).

Cuando las personas que hacen dieta entienden la cantidad de carbohidratos que pueden consumir y mantienen su peso ideal, entran en el programa de mantenimiento de por vida. Aquí continuarán evitando el azúcar, los alimentos procesados, la harina blanca y los aceites y grasas hidrogenados.

La dieta Atkins ofrece una serie de alimentos aprobados y hay tiendas Atkins en muchas áreas que venden productos compatibles con la dieta.

> ➢ ***La dieta de los adictos a los carbohidratos***

El equipo científico formado por los doctores Rachael y Richard Heller introdujo el término "adicto a los carbohidratos" en su libro The Carbohydrates Addict's Diet (La dieta del adicto a los carbohidratos) de 1993.

La idea es que algunas personas son adictas a los carbohidratos al igual que los alcohólicos son adictos al alcohol y los drogadictos son adictos a las drogas. Esta adicción causa fuertes antojos, resistencia a la insulina y aumento de peso.

La Dra. Rachael Heller desarrolló la dieta para eliminar su propia obesidad y había mantenido su dramática pérdida de peso durante más de veinte años cuando se escribió el primer libro. Heller's cree que el desequilibrio de la insulina causado por los carbohidratos hace que el cuerpo anhele más comida e interfiere con la liberación de serotonina, lo que indicaría que el cuerpo está lleno. Esto lleva a comer en exceso y a aumentar de peso.

Heller's recomienda que el adicto a los carbohidratos limite su ingesta de carbohidratos a una "comida de recompensa", coma tres veces al día y evite los refrigerios hasta que la persona esté fuera de la fase de pérdida de peso de la dieta.

Además del plan de dieta, los Heller también cubren los desencadenantes psicológicos que pueden hacer que los adictos a los carbohidratos se atracen en los carbohidratos y aumenten de peso. Animan a las personas que hacen dieta a identificar los desencadenantes emocionales personales y cómo evitar estos desencadenantes para ayudar a perder peso.

Una de las teorías más importantes de esta dieta es que el sobrepeso no es culpa de la persona obesa. Por qué? Porque la biología de la persona y el poder adictivo de los carbohidratos está trabajando en contra de ellos.

Como todos los otros planes de bajo contenido de carbohidratos, los Heller recomiendan que se eviten los alimentos procesados y muchos tipos de azúcar. Sin embargo, también afirman que algunos carbohidratos ricos en almidón deben consumirse con comidas de recompensa si se desea, de modo que la persona a dieta tenga más probabilidades de seguir la dieta a largo plazo.

Los Heller's creen que la adicción a los carbohidratos se trata a largo plazo con una buena nutrición y una dieta adecuada, pero nunca se cura y los adictos a los carbohidratos deben estar atentos para prevenir futuros aumentos de peso y atracones de carbohidratos.

➢ *La dieta de Hampton*

El Dr. Fred Pescatore, ex Director
Médico Asociado del Instituto Atkins,
desarrolló la Dieta de Hampton. Esta dieta
es una mezcla de conceptos de dieta baja
en carbohidratos y los conceptos más
saludables de la dieta mediterránea.
Alienta el consumo liberal de grasas
monoinsaturadas para ayudar a perder
peso y prevenir enfermedades como el
cáncer, las enfermedades cardíacas y la
diabetes. Todo esto se expone en The
Hampton's Diet, publicado en mayo de
2004.

Su libro incluye un plan de comidas de
treinta días, recetas gourmet e
información sobre el aceite de nuez de
macadamia australiano, que él anima a
los que hacen dieta a usar

abundantemente. Sugiere el uso de aceite de oliva virgen especial prensado en frío si no puede permitirse el aceite de nuez de macadamia que él considera el mejor para su salud.

Hay un gran número de recetas, pero la mayoría de ellas utilizan ingredientes caros y son bastante gourmet. Los chefs y dueños de restaurantes de clase mundial contribuyeron con muchas de las recetas del libro a sus propias creaciones exitosas de bajo contenido de carbohidratos que disfrutan los clientes de todo el mundo.

Debido a la afiliación del Dr. Pescatore con el Dr. Atkins, su dieta está fuertemente influenciada por la dieta Atkins. Los principales puntos de diferencia parecen ser un mayor énfasis en las frutas y verduras, el uso de grasas más saludables como el aceite de nuez de macadamia y la sugerencia de que se elimine toda la piel y la grasa de la carne antes de cocinarla.

Este plan tiene muchas de las mismas características que Atkins, pero con recetas sabrosas y planes de comidas de 30 días y más de 100 recetas.

> ### *La dieta del índice glucémico*

Escrito por Rick Gallop, ex presidente de The Heart and Stroke Foundation of Ontario, The Glycemic Index (GI) Diet afirma, "si puedes entender un semáforo, entenderás esta dieta".

El galope divide los alimentos en tres grupos según su índice glucémico, es decir, la rapidez con la que causan aumentos en los niveles de azúcar en la sangre. Separa los alimentos en verde claro, amarillo claro y rojo claro. La glucosa se fija en un nivel de IG de 100 y todos los demás alimentos se comparan con ella. Los alimentos ligeros rojos deben evitarse, los alimentos ligeros amarillos se evitan durante la fase inicial de pérdida de peso y se comen ocasionalmente durante la fase de mantenimiento en curso y los alimentos ligeros verdes deben formar la base de su dieta en todo momento.

No es necesario comprar alimentos especiales. Simplemente busque dónde encajan sus alimentos favoritos en el plan, coma verde, pruebe un poco de amarillo y evite el rojo. Punto. Galopar dice que las personas que hacen dieta deben esperar perder de una a dos libras por semana y no necesitan comenzar con una dieta de choque. Mientras que ésta es una dieta baja en carbohidratos, no es tan alta en proteínas como la mayoría de las otras dietas y anima a las personas que hacen dieta a reducir las grasas así como los carbohidratos. También anima a hacer ejercicio durante 30 minutos cada día y a comer tres comidas balanceadas que incluyen carbohidratos, proteínas y grasas.

Según Gallop, los seguidores de la dieta GI deben considerar que es un cambio de estilo de vida al que se adherirán por el resto de sus vidas, no una dieta. Pero no es fácil. Por ejemplo, considere esta lista de "alimentos de luz roja" y anote todos los "buenos alimentos":

- Frijoles cocidos con cerdo Frijoles refritos Bebidas alcohólicas Refrescos regulares Bagels
- Croissants Baguettes Cake Cookies Cornbread
- Bollos ingleses Bollos de hamburguesa Bollos de perritos

calientes Rollos Kaiser Panqueques
Panqueques Waffles

-   Pizza

-   Relleno de Barras de Granola
Regular

-   Tortillas Pan blanco Mijo

-   Arroz blanco Arroz instantáneo
Tortas de arroz Cereales fríos

-   Crema de Granola de Trigo

-   Sémola de maíz Muesli

-   Avena instantánea Croutons
Ketchup Mayonesa Salsa tártara
Queso Chocolate leche Queso
Cottage Crema

-   Queso crema Helado Leche
entera/2% Crema agria Yogur

-   Mantequilla Aceite de coco

-   Manteca de Margarina Dura

-   Aceite de palma Mantequilla de
maní

-   Aderezo regular para
ensaladas Aceites tropicales

-   Manteca vegetal Cantalupo

-   Fechas

- Melón melón miel Ciruelas pasas
- Sandía con pasas
- Fruta enlatada en almíbar Todas las frutas secas Compota de manzana con azúcar Todas las bebidas de frutas
- Jugo de ciruela pasa Sorbete Bolonia Bratwurst Huevos regulares
- Hamburguesas de carne molida con 20% de grasa
- Hotdogs Pastrami Carne procesada Tocino regular
- Salchichas de salchichón Rollos de sushi
- Todas las pastas enlatadas Couscous Gnocchi
- Macarrones con queso y fideos
- Pasta rellena de carne o queso salsas Alfredo
- Salsas con azúcar Jell-O
- Patatas fritas Caramelos Papas fritas

> ***NeanderThin***

Ray Audette, el autor de NeanderThin promociona su dieta como una forma de "comer como un cavernícola para lograr un cuerpo delgado, fuerte y saludable". A la tierna edad de 33 años, Audette sufrió de artritis reumatoide y diabetes. Después de escuchar de los médicos que su condición era tratable pero no curable, Audette decidió emprender una investigación nutricional para encontrar una mejor cura.

Su investigación le llevó a adoptar una dieta "paleolítica", de cazador-recolector, como la que comían nuestros antepasados humanos antes de asentarse en las sociedades agrarias. Dentro de una semana, sus niveles de azúcar en la sangre eran normales y después de un mes había perdido 25 libras, su dolor artrítico se alivió y notó una mejoría en el tono muscular.

Según Audette, nuestros antepasados paleolíticos eran mucho más sanos y vivían más tiempo que nuestros antepasados neolíticos agrarios. Afirma que el hombre neolítico era más bajo, tenía peor salud dental y era más propenso a la obesidad que el hombre paleolítico. Las mujeres también comenzaron a menstruar más temprano y a tener más hijos juntos, lo que provocó un aumento de la población que alentó aún más los estilos de vida agrarios.

Sugiere que el hombre moderno debería convertirse en cazador-recolector moderno eliminando los alimentos que necesitan la intervención humana para ser comestibles. Estos alimentos incluyen leche, granos, frijoles, papas, alcohol y azúcar. Los granos incluyen todo el trigo, maíz, arroz, avena, cebada y centeno.

También suscribe la teoría de que estos carbohidratos producen antojos y advierte que si se consumen causarán un posible atracón.

La regla general de Audette es que si una fruta o verdura es comestible cruda sin procesar, entonces es segura en la dieta NeanderThin. Explica que muchas verduras, como las patatas, son en realidad venenosas si no se almacenan y tratan adecuadamente con fungicidas. Además, anima a comer frutas cuando están en temporada y a limitar la ingesta invernal de fruta para ayudar al cuerpo a quemar la grasa almacenada.

Él da los Diez Mandamientos. Están condensados:

Coma: carnes y pescado, frutas, verduras, nueces y semillas, bayas No coma: granos, frijoles, papas, lácteos y azúcar.

➢ *El poder de la proteína*

Los doctores Michael y Mary Eades, coautores de The Protein Power LifePlan, tienen puntos de vista similares a los de Audette y también creen que los problemas de salud modernos son causados por nuestra dieta moderna que es pesada en granos y alimentos procesados (Cabe destacar que el Dr. Michael Eades incluso escribió la introducción al NeanderThin de Audette).

Los Eades ofrecen una pirámide de alimentos que es la pirámide del USDA al revés, de modo que las proteínas forman la base, las verduras y las frutas forman el centro y los granos enteros forman la punta de la pirámide.

Además de basar su dieta en un alto contenido de proteínas y bajo consumo de granos, los Eades también fomentan el ejercicio regular y modifican el bronceado regular sin bloqueador solar para ayudar al cuerpo a producir las vitaminas necesarias y regular los sistemas corporales. También recomiendan tomar un completo suplemento multivitamínico y mineral diariamente.

Las personas que hacen dieta deben identificar sus requerimientos mínimos de proteína por comida por altura, peso y sexo. Cada comida debe incluir como mínimo la cantidad de proteína y proteína que se debe consumir en cada comida. Las personas que hacen dieta deben eliminar las grasas malas, que incluyen el aceite de maíz, los aceites vegetales de cocina, la margarina, la manteca vegetal y todos los aceites parcialmente hidrogenados.

La dieta puede seguirse en fases que permiten una rápida transición a un bajo nivel de carbohidratos y una pérdida de peso acelerada. La primera fase se llama Intervención y la ingesta de carbohidratos se limita a 7 a 10 gramos por comida. La segunda fase se llama el nivel de transición y se debe cumplir durante varios meses. En este nivel se permiten hasta 15 gramos netos de carbohidratos por comida. En la fase final de mantenimiento, se pueden consumir hasta 30 gramos de carbohidratos con cada comida. Además, ofrecen opciones de alimentos y planes para 3 tipos de dietas bajas en carbohidratos: Puristas, Hedonistas y Dilettantes.

Los puristas buscan replicar un estilo de alimentación paleolítico en el mundo moderno y dependerán en gran medida de las proteínas animales y evitarán todos los productos lácteos, el alcohol, la cafeína, las legumbres, los azúcares (excepto la miel), los alimentos procesados, los cereales en grano y los productos que los contienen. Además, comerán frutas y verduras frescas y orgánicas y productos cárnicos naturales o de caza.

A los hedonistas se les permite la mayor libertad de acción en la dieta. Simplemente necesitan consumir suficientes proteínas, mantener los carbohidratos dentro de los límites establecidos para cada comida, consumir mucha agua y grasas buenas y tomar suplementos de potasio y magnesio.

Los Dilettantes caminan por el camino intermedio entre estos dos extremos. Siguen evitando el trigo, el maíz, el mijo, el centeno y los productos producidos a partir de sus harinas. Sin embargo, se les permiten los carbohidratos dentro de las pautas diarias, algunos azúcares naturales y productos lácteos orgánicos.

> ### ➤ *Principio de Schwarzbein*
-

La Dra. Diana Schwarzbein es la endocrinóloga de las estrellas. El médico elegido por Suzanne Somers, Larry Hagman y muchos otros, Schwarzbein fomenta la realización de pruebas exhaustivas para detectar desequilibrios hormonales y luego sugiere varios programas de dieta y ejercicio y reemplazo hormonal selectivo para tratar cualquier deficiencia.

Los principios de la dieta de la Dra. Schwarzbein se establecen en el Principio de Schwarzbein, su plan de 5 pasos para una salud óptima.

El primer paso del programa es la Nutrición Saludable y hay diez reglas básicas:

1. No salte nunca más una comida

2. Coma alimentos reales y no procesados

3. Consuma comidas balanceadas

4. Elija una proteína como el principal nutriente en su comida

5. Agregue algunas grasas saludables

6. Añadir carbohidratos reales

7. Agregue verduras sin almidón

8. Comer bocadillos

9. Coma alimentos sólidos

10. Beba suficiente agua

El segundo paso del programa es el

manejo del estrés:

1. Haga del tiempo de inactividad una práctica diaria

2. Ponga su vida en perspectiva

3. Manténgase al tanto de las señales de estrés

4. Dormir lo suficiente

Tercero, evite todos los productos químicos tóxicos, incluyendo:

1. Nicotina

2. Alcohol

3. Azúcar refinado

4. Edulcorantes artificiales

5. Drogas ilegales

6. Glutamato monosódico, aditivos y

conservantes

7. Grasas falsas y bloqueadores de grasa

8. Cafeína

9. Ciertos medicamentos recetados

Cuarto, practique ejercicios cardiovasculares, de resistencia y de flexibilidad/relajación.

Y finalmente, el quinto paso hacia una salud óptima es tomar la terapia de reemplazo hormonal según sea necesario.

> ***Somersizing***

-

Suzanne Somers introdujo por primera vez "Somersizing" en Suzanne Somers Eat Great, Lose Weight en 1992. Somersizing es una forma de comer en la que usted corta el azúcar y los "alimentos funky" y come muchas grasas, proteínas y buenos carbohidratos como verduras y frutas. Los alimentos deben combinarse de ciertas maneras para que el cuerpo los digiera fácilmente. Las personas que hacen dieta Somersize en dos pasos, el primero (Nivel Uno) para perder peso e inducir "el derretimiento" de la grasa y el segundo (Nivel Dos) para el mantenimiento continuo de su peso ideal.

Somers separa los alimentos en cuatro grupos de alimentos de tamaño Somersizing: Proteínas/grasas, verduras, carbohidratos y frutas. Ella sugiere que la fruta se coma con el estómago vacío. Las proteínas/grasas incluyen la carne, el plato, los huevos, los aceites naturales, la mantequilla, la nata y el queso. Las verduras incluyen verduras frescas bajas en almidón. Carbos cubre los panes integrales, las pastas y los cereales y los productos lácteos sin grasa.

Enumera "Seven Easy Steps to Somersizing" (Siete Pasos Fáciles para Somersizing):

1. Eliminar toda la comida funky.

2. East fruit solo, con el estómago vacío: 20 minutos antes de una comida Carbos, 1 hora antes de una comida Pro/Fats y al menos 2 horas antes de la última comida del día.

3. Coma Pro/Grasas con Vegetales.

4. Coma carbohidratos con verduras.

5. Mantenga separados el Pro/Fats y el Carbos.

6. Espere 3 horas entre comidas si cambia de Pro/Fats a Carbos o viceversa.

7. Coma por lo menos 3 comidas al día y no se salte ninguna. Los Alimentos Funky incluyen:

Azúcar blanco Azúcar moreno Azúcar en bruto Jarabe de maíz Sacarosa Melazas Miel Jarabe de arce Remolacha Zanahorias

- Calabaza de bellota Plátanos Calabaza Calabaza Maíz
- Patatas Chirivías Calabazas
- Camotes Harina Blanca Arroz Blanco
- Ñames
- Calabaza Hubbard Aguacates Coco
- Hígado
- Leche baja en grasa Nueces de leche entera
- Aceitunas Cerveza de Soja
- Té de cafeína Cafeína Soda de Cacao
- Café
- Alcohol Duro Vino

Todos los alimentos de la lista de Funky Foods deben evitarse durante la primera fase de la dieta (Nivel Uno), pero algunos pueden reintroducirse con moderación durante la fase de mantenimiento (Nivel Dos). Somers vende su propia marca de edulcorante artificial llamado "SomerSweet". Todos sus libros incluyen recetas para comidas, bocadillos y postres.

> ### *Dieta South Beach*
> -

Desarrollada por el Dr. Arthur Agatston, la Dieta de South Beach se promociona a sí misma como una forma de enseñar a los que hacen dieta a comer los carbohidratos y grasas correctos. La dieta tiene tres fases. En la primera dieta desterrar los malos antojos de carbohidratos e inducir una rápida pérdida de peso. En la segunda fase, se reintroducen algunos tipos de carbohidratos y la pérdida de peso es más lenta. La fase final es la fase "Dieta para la vida". Esta es la dieta de mantenimiento y será seguida por el resto de la vida de la persona que hace la dieta. Si en algún momento la persona que hace dieta comienza a aumentar de peso no deseado, entonces simplemente pasa por las fases de inducción y pre-mantenimiento de nuevo.

La primera fase enfatiza la proteína de fuentes de carne de alta calidad con muchas verduras frescas y ensaladas con verdadero aderezo de aceite de oliva. Pan, arroz, pastas, papas, productos horneados, leche y queso de soja, yogur, remolacha, zanahoria, maíz y toda la fruta están prohibidos en la fase de inducción de 14 días. Esto incluye todos los dulces, pasteles, helados y azúcar, además de las carnes que se curan con azúcar o melaza.

La dieta fomenta tres comidas al día con una merienda a media mañana y otra a media tarde.

También hay un plan de comidas diario. Este plan incluye un estricto control de las porciones en la fase de inducción. Un ejemplo de un bocadillo diario son 20 cacahuetes. Y 30 pistachos es otra opción de bocadillo.

A diferencia de Atkins, el consumo ilimitado de proteínas no está recomendado ni permitido en esta dieta. Sin embargo, durante las fases posteriores de la dieta, algunos de los estrictos controles de las porciones terminan y las personas que hacen dieta pueden comer hasta que se sacien.

Algunos de los alimentos prohibidos pueden reintroducirse lentamente, a veces en forma modificada en la segunda fase de la dieta. La segunda fase dura hasta que se alcanza el peso objetivo de la persona que hace la dieta. Sin embargo, los productos de harina blanca, las papas, el maíz, las zanahorias, la remolacha y las frutas dulces como el plátano y la piña siguen estando prohibidos.

Después de que las personas que hacen dieta alcanzan su peso ideal, pasan a su dieta de por vida o dieta de mantenimiento.

En esta fase los alimentos prohibidos son los alimentos procesados, los productos de harina blanca, las frutas dulces y los alimentos con un alto índice glucémico en general.

Durante el período de inducción de 14 días, el Dr. Agatston predice una pérdida de peso de entre 8 y 13 libras, siendo la grasa abdominal la primera en desaparecer. En la segunda fase la persona que hace dieta debe continuar perdiendo de 1 a 2 libras cada semana siempre y cuando no se exceda con la reintroducción de carbohidratos.

➢ *¡Cazafortunas!*

En Sugar Busters! las personas que hacen dieta cortan el azúcar para reducir la grasa. Esta dieta fue creada por un grupo de médicos y el CEO de un negocio de Fortune 500 de Nueva Orleans que se dieron cuenta de que los alimentos bajos en grasa están llenos de azúcar y que es el azúcar en los alimentos lo que produce una respuesta negativa de la insulina y lleva al aumento de peso.

Hacen hincapié en el disfrute de una

buena comida y evitan ciertos alimentos prohibidos como el azúcar procesada y los productos de granos refinados. El azúcar no está prohibido, pero el consumo de azúcar en horas extras debe reducirse considerablemente y las personas a dieta deben comenzar a reconocer los productos con azúcares ocultos. También se enfatiza la combinación adecuada de alimentos para ayudar a evitar el aumento de peso.

En este plan se eliminan las patatas, el maíz, la harina blanca, el arroz blanco, el pan de harina refinada, la mayoría de los cereales fríos, la remolacha, la zanahoria, el azúcar refinada, el jarabe de maíz, la melaza, la miel, las colas azucaradas y la cerveza.

Los autores también recomiendan comer frutas solas y comer frutas enteras tanto como sea posible. Permiten tres comidas, dos bocadillos y un postre sin azúcar, pero se hace hincapié en poder controlar las porciones de comida, similar a lo que caben cómodamente en un plato de comida de tamaño normal.

La dieta comienza con un plan de dieta de 14 días e incluye un planificador de comidas. Se recomienda a las personas que hacen dieta comer carbohidratos altos en fibra y bajos en almidón que tengan un índice glucémico más bajo. Los autores también fomentan el consumo de carnes magras y bien cortadas para obtener proteínas. Ellos estiman que usted consumirá alrededor del 30 por ciento de proteína, 40 por ciento de carbohidratos y 30 por ciento de aceites monoinsaturados y otras grasas.

➢ ***La Zona***

Creado por el Dr. Barry Sears, The Zone fomenta el consumo equilibrado de carbohidratos y proteínas. El Dr. Sears sugiere que divida su plato en tres secciones, una para las proteínas y dos para las frutas y verduras por comida. Esto resulta en un 30 por ciento de proteína, 40 por ciento de carbohidratos y 30 por ciento de grasa. Para cada comida, la porción de proteína debe ser aproximadamente del tamaño de su puño bien cerrado. La porción de carbohidratos debe tener el tamaño de dos puños ligeramente cerrados y la porción de grasa añadida debe ser aproximadamente el volumen de su pulgar.

La Zona es todo acerca de la medición y control de las porciones de alimentos. Otra herramienta que los que hacen dieta en la Zona pueden usar para medir los alimentos es el "bloque". A cada adulto se le permiten por lo menos 11 bloques por día y el tamaño adecuado de la porción de alimentos afectará la cantidad de alimentos por volumen que una persona a dieta realmente consume cada día.

Este plan no permite porciones ilimitadas de proteínas o comer hasta que se sacie. Una vez que las porciones de comida de su Zona hayan desaparecido, su comida estará lista.

Las reglas básicas de la Zona son:

1. Coma una comida de la Zona dentro de una hora después de despertarse cada día.
2. Coma una comida balanceada de la Zona cada vez que coma (proteína, carbohidratos, grasa).
3. Coma cinco veces al día; tres comidas, dos refrigerios.

4. Nunca pases más de cinco horas sin comer una comida de la Zona.

5. Coma más frutas y verduras y pan, pasta, granos y almidones.

6. Beba 64 onzas de agua al día.

7. Si te equivocas en una comida, haz que tu próxima comida sea amigable con la zona.

Aunque no se prohíben los alimentos en la dieta de la Zona, se deben evitar ciertos carbohidratos desfavorables o, si se comen, no constituyen más del 25 por ciento de cualquier comida o bocadillo. Los carbohidratos desfavorables son los sospechosos habituales: harina blanca, patatas, azúcar, arroz blanco, zumos, refrescos, alcohol, plátanos, uvas, zanahorias, maíz y bebidas con cafeína. El Dr. Sears cree que estos alimentos no sólo aumentan la producción de insulina, sino que también pueden provocar desequilibrios hormonales e inflamación de los tejidos corporales, lo que causa enfermedad y mala salud en general.

La dieta de la Zona también cuenta con alimentos empaquetados como barras nutricionales, bebidas, productos de panadería y suplementos nutricionales. Pero tenga cuidado, la barra nutricional Zone contiene jarabe de maíz de alta fructosa, pero según el sitio web, es un tipo muy "de alta calidad" que tiene un índice glucémico más lento que el tipo común y la proteína en la barra ayuda a retrasar aún más la respuesta de la insulina. Consuma con extrema precaución.

➢ ***Delgado para siempre***

Antes de comenzar a ensalzar las virtudes del aceite de nuez de macadamia australiano, el Dr. Fred Pescatore escribió el libro Thin For Good: La única dieta baja en carbohidratos que finalmente funcionará para usted. Este plan explora la conexión mente-cuerpo en la pérdida de peso duradera e incluye planes para hombres y mujeres, así como un plan de dieta baja en carbohidratos para vegetarianos.

En Thin For Good, el Dr. Pescatore presenta "Los Once Niveles Emocionales de la Alimentación" que son:

1 Ira: a menudo se siente al principio de una nueva dieta, o a nosotros mismos por engordar; pero esto es bueno porque es motivador.

2 Frustración: puede ser el resultado de mirar el éxito de los demás y compararlo con nuestra aparente falta de éxito; pero tenga cuidado - esta es una emoción negativa y a menudo la que hace que las personas se rindan.

3 Tristeza: estrechamente ligada a la autocompasión o al duelo por las viejas formas de vida y la alimentación.

4 Miedo: esta emoción es a menudo muy difícil de dejar ir y suele aparecer al mismo tiempo que los primeros éxitos en la pérdida de peso (¿Puedo mantener esta dieta por el resto de mi vida?)

5 Comprensión: debes trabajar a través de las primeras 4 emociones para llegar a este punto más positivo cuando empieces a entender cuáles son tus malos hábitos alimenticios y los aceptes.

6 Trepidación: descrita como nerviosismo, nerviosismo y recelo; la duda que puede surgir a medida que empiezas a ver los resultados de tu dieta.

7 Envidia: una emoción dañina que surge al compararse con los demás

8 Aburrimiento: esta emoción puede matar una dieta; agregue algo de variedad a sus comidas de acuerdo a su plan de dieta.

9 Alivio: el comienzo de las emociones positivas que deben ser disfrutadas 10 Alegría: viene después de haber logrado resultados reales; trate de no sabotearla con pensamientos negativos

11 Contento: la emoción final que se experimenta una vez que las personas se dan cuenta de sus objetivos de pérdida de peso.

Junto con varios ejercicios para ayudarle a trabajar a través de sus emociones, el Dr. Pescatore sugiere recetas de comida reconfortante baja en carbohidratos que, según él, pueden ayudarle a sentirse mejor al lidiar con estas emociones.

Él sugiere "Mente Sobre Calorías" como un concepto a abrazar porque le ayudará a mantener el peso para siempre. Revela que este concepto le ayudó una vez que perdió peso y le ha ayudado a mantenerlo. La mente sobre las calorías se trata de entrenarse a sí mismo para no sentir el deseo de alimentos azucarados y con mal sabor a carbohidratos que arruinarán la vida.

También incluye sugerencias para suplementos dietéticos para hombres y mujeres, alimentos a evitar si usted está en una dieta restringida por levaduras, tiene problemas hormonales o de tiroides y más de 40 páginas de recetas.

Una ventaja adicional es la pirámide Thin For Good Food que tiene proteínas y grasas en el cuerpo.

> ***El plan de rescate y recuperación de los 7 días con bajo consumo de carbohidratos***

Este libro fue escrito por los Dres. Rachel y Richard Heller y es promocionado como el libro para cualquier persona con una dieta baja en carbohidratos en cualquier plan que necesite ayuda para volver al buen camino - ahora mismo.

Este es el libro para la persona que ha dejado que las vacaciones, unas vacaciones o una mala elección de comida espiral en una crisis o que se desaniman porque han llegado a una meseta de pérdida de peso no deseado.

Los médicos ofrecen un plan de comidas de 7 días para ayudarle a volver a la normalidad, así como consejos para frenar sus antojos de carbohidratos, tratar con saboteadores e identificar los carbohidratos y azúcares ocultos.

En primer lugar, los Heller explican que las personas con sobrepeso y las que tienen un diente dulce son fisiológicamente diferentes de las personas naturalmente delgadas y necesitan dejar de culparse a sí mismas por sus problemas de peso. Al entender lo que su cuerpo necesita - y lo que necesita evitar - para perder peso sólo le ayudará a alcanzar sus metas más pronto.

El plan de dieta de 7 días que proponen ayuda a reequilibrar los niveles de insulina, frenar los antojos y volver a poner el cuerpo en modo de quemar grasa. Una vez hecho esto, puede volver a su plan de bajo consumo de carbohidratos con nuevos conocimientos sobre cómo evitar los peligros más comunes. Hay 7 pasos, que se añaden uno cada día. Lo son:

1. Agregue una proteína baja en carbohidratos a cada comida y bocadillo
2. Agregue verduras bajas en carbohidratos y/o ensaladas al almuerzo, la cena y los refrigerios.
3. Incluya una buena porción de proteína baja en carbohidratos, vegetales y/o ensaladas en relación con los alimentos altos en

carbohidratos que usted pueda estar consumiendo.

4. Coma toda su proteína baja en carbohidratos, verduras y ensaladas antes de comer su comida alta en carbohidratos.

5. Coma sólo refrigerios bajos en carbohidratos. Guarde los alimentos ricos en carbohidratos para las comidas.

6. Coma sólo alimentos bajos en carbohidratos en todos los refrigerios y en una comida.

7. Coma sólo alimentos bajos en carbohidratos en todos los refrigerios y en dos comidas.

Después de completar con éxito estos pasos durante 7 días, podrá volver al plan bajo en carbohidratos de su elección. También sugieren que evite los sustitutos del azúcar como los que se encuentran en la dieta: las colas para ayudarle a mantenerse en su plan de dieta.

Además, exhortan a todos los que tienen un bajo contenido de carbohidratos a comer hacia los carbohidratos en sus comidas. De esta manera se llenan primero con proteínas y los carbohidratos más bajos de almidón. Finalmente, usted puede comer el almidón más alto y la comida de carbohidratos en su plato. Esto le ayudará a llenarse y a consumir menos de los alimentos que pueden estar causándole problemas. Además, una vez que los alimentos ricos en carbohidratos lleguen a su organismo, estarán tan ocupados descomponiendo la proteína y la fibra que comió que digerirá más lentamente los carbohidratos malos que consumió.

➤ ***Vivir con bajo consumo de carbohidratos***

Escrito por Fran McCullough, el autor de The Low-Carb Cookbook, el largo subtítulo de este libro promete enseñar "todo lo que los amantes de las dietas alimenticias necesitan saber para lograr un éxito duradero, incluyendo: estrategias para controlar las borracheras y los antojos, lidiar con los aumentos repentinos de peso y las armas metabólicas secretas".

Este libro es una pieza complementaria de la dieta baja en carbohidratos de su elección y tiene la intención de darle consejos y trucos para hacer que el camino hacia el éxito bajo en carbohidratos sea más suave y mucho menos accidentado.

Este volumen contiene fuentes de pan bajo en carbohidratos y otros productos y cómo hacer que las verduras tengan el mismo sabor que la pasta. También hay consejos para varios utensilios de cocina que pueden hacer su vida más fácil y sugerencias para almacenar una despensa baja en carbohidratos.

McCullough también ofrece sugerencias para comer bajo en carbohidratos en un estilo de vida muy activo. Por ejemplo, hay consejos para acampar o viajar con mochila por Europa. También hay sugerencias para manejar sus antojos de carbohidratos con sustitutos bajos en carbohidratos.

Por ejemplo, da una receta sencilla para una pizza sin corteza y pieles de patata. Incluso hay una sugerencia de un sustituto de helado que incorpora lácteos y frutas.

Aunque McCullough repasa muchos de los conceptos básicos de la dieta baja en carbohidratos al principio de este libro, principalmente da consejos, trucos y recetas. No busque aquí lo básico de la dieta.

Consejos prácticos para conseguir el éxito

Hacer dieta no es fácil. Si lo fuera, probablemente todos seríamos delgados. Puesto que no lo somos, aquí hay algunos consejos que las personas exitosas usan para perder peso para que otros también se puedan beneficiar.

- **Consejo práctico: BEBER DE 8 A 10 VASOS DE AGUA AL DÍA**

Vale, para mucha gente esto es un gran problema. El agua no sabe tan bien en general porque el agua no tiene realmente "sabor" a nada. Beber agua de 8 a 10 veces al día es más fácil cuanto más lo haga. Es simplemente una cuestión de acondicionar sus papilas gustativas, y a usted mismo, para que sea más fácil de hacer.

Una vez que empiece, comenzará a tener antojo de agua.

Para empezar, debe beber un vaso de agua por la mañana a primera hora, antes de comer. Este es probablemente el vaso más fácil que usted beberá todo el día y le ayudará a recordar que debe beber agua todo el día. Mejor aún, ¿por qué no beber dos vasos?

Si usted realmente no puede soportar el sabor del agua, trate de usar una jarra o filtro purificador de agua. También puede añadir unas gotas de limón o lima a su agua, pero sin azúcar ni edulcorante. El hielo también ayuda.

Echa un vistazo a las aguas saborizadas

en el mercado, también. Sólo manténgase alerta por si hay aditivos.

• ***Consejo práctico:***
DESAYUNAR

No se salte el desayuno. Si necesita acostarse un poco más temprano para poder levantarse 20 minutos más temprano cada mañana, ¡hágalo! El desayuno es muy importante para su buena salud y para controlar el peso. Según la Dra. Barbara Rolls, profesora de nutrición en la Universidad de Penn State, "Tu metabolismo se ralentiza mientras duermes, y no se acelera hasta que vuelves a comer".

Comer el desayuno no sólo es bueno para la pérdida de peso en general, sino que le ayudará a mantenerse en el camino correcto con su dieta el resto del día. Es más probable que te atraces en algo dulce y en el grupo de "pan" si te saltas el desayuno.

Siempre puede guardar un par de huevos duros en el refrigerador o un poco de fruta con alto contenido de fibra y bajo contenido de almidón. Si usted planea comer fruta durante todo el día, el desayuno es el momento perfecto para hacerlo.

- ***Consejo práctico: COMER POR LO MENOS 3 COMIDAS Y 2 REFRIGERIOS CADA DÍA***

Este puede ser uno de los ajustes más difíciles de hacer. Después de todo, ¡estás ocupado! Usted ya tiene un "plato lleno". ¿Cuándo tiene tiempo para preocuparse de llenar su plato con comidas más frecuentes?

Al igual que desayunar aumentará su metabolismo, también lo hará comer más a menudo. Esto también le ayudará a reducir su consumo de carbohidratos malos, asegurándose de que sus refrigerios estén planificados y que ocurran regularmente a lo largo del día.

En realidad, sólo se necesita una inversión mínima de tiempo de planificación en la tienda de comestibles y en casa cada mañana antes de salir al día para hacer algunas elecciones de alimentos saludables y preparar algunos bocadillos y comidas saludables. Para sugerencias, sólo vea la lista de bocadillos y aperitivos que aparece más adelante.

- ***Consejo práctico: EVITE LOS ALIMENTOS BLANCOS***

Esta es una manera fácil de recordar lo que no se debe comer. Si está hecho de azúcar, harina, papas, arroz o maíz, simplemente diga que no. Recordar esta regla empírica hará que sea más fácil reconocer esos pasteles de arroz como un bocadillo poco saludable con alto contenido de carbohidratos.

Siempre busque frutas y verduras de colores para sustituir a las blancas. Compre brócoli, lechuga, pimientos, judías verdes y guisantes, arroz integral con moderación, verduras de hoja verde como col rizada y espinaca, manzanas, melones, naranjas y uvas.

Estos alimentos no sólo son coloridos, sino que también tienen un alto contenido de fibra, nutrientes y antioxidantes importantes. Comer frutas y verduras coloridas le dará variedad a su dieta, así como beneficios adicionales para su salud.

- ***Consejo práctico: COMA SUS VERDURAS***

Es tan fácil usar una dieta baja en carbohidratos como excusa para una mala nutrición. Resiste esta tentación. Si el único vegetal que ha comido en los últimos 5 años ha sido la papa, ahora es un buen momento para empezar a experimentar con otros vegetales. Esto es importante para su salud en general y para evitar algunos efectos secundarios desagradables de no obtener suficiente fibra en su dieta.

Si se esfuerza lo suficiente, encontrará vegetales que le gustarán comer. Experimente con verduras asadas a la parrilla y cocine con mantequilla real para darle sabor. También puede buscar nuevas recetas en Internet o en libros de cocina.

Recuerde, si sólo está comiendo 40 gramos de carbohidratos al día o menos, dos tazas de ensaladas verdes contienen sólo unos 5 gramos de carbohidratos. No tienes excusa para no comer tus verduras.

- ***Consejo práctico: PREPARE SU PROPIA COMIDA TANTO COMO SEA POSIBLE***

Mientras que cada vez más restaurantes ofrecen platos de bajo contenido en carbohidratos, muchos de ellos todavía no son la mejor opción. Hay muchas recetas para una rápida

y comidas fáciles que puede preparar usted mismo en casa. Trate de hacer esto tan a menudo como sea posible.

Si usted cocina sus propios alimentos, sabe exactamente cuál es el contenido y podrá controlar mejor el azúcar oculta y los alimentos procesados de otra manera.

Otra ventaja es el ahorro de costes a largo plazo. Aunque tenga que ir a la tienda de comestibles con más frecuencia, ahorrará una cantidad significativa por comida en lugar de comer en restaurantes y establecimientos de comida rápida.

También será más fácil mantener su dieta con sus propias selecciones de alimentos frescos favoritos a la mano.

- ***Consejo práctico: INVIERTA EN UN BUEN JUEGO DE RECIPIENTES PARA ALMACENAR ALIMENTOS***

Tener a mano recipientes para almacenar alimentos de varios tamaños le facilitará mucho la planificación de sus comidas y refrigerios. Cuando usted compra nueces, frutas y verduras a granel, puede simplemente prepararlas, separarlas y almacenarlas para su fácil uso más tarde.

Por ejemplo, puede cortar previamente las manzanas y los bocadillos durante varios días. Simplemente córtelos, enjuáguelos con jugo de piña o limón y guárdelos. Esto será un bocadillo rápido y fácil para después.

Prepara tu almuerzo y llévalo contigo al trabajo. Mejor aún, prepara tu almuerzo y dos bocadillos para el trabajo.

- **_Consejo práctico: COMA ALGO DE PROTIEN EN CADA COMIDA Y COMO TENTEMPIÉ_**

Además de todo lo que se ha discutido antes, comer proteínas le ayuda a quemar más calorías. Jeff Hample, Ph.D., R.D., un portavoz de la Asociación Dietética Americana dice que, "La proteína está compuesta principalmente de aminoácidos, los cuales son más difíciles de descomponer para su cuerpo, así que usted quema más calorías para deshacerse de ellos".

Sólo piense - comer un bocadillo rico en proteínas puede ayudarle a perder peso. ¿Qué tal unas rebanadas de pavo o jamón o un poco de queso en tiras?

Comer proteínas también le ayudará a sentirse lleno, de modo que es menos probable que se le antoje un bocadillo poco saludable.

- **_Consejo práctico: BEBA UN VASO DE AGUA DESPUÉS DE CADA BOCADILLO_**

Esto le ayudará a tomar de 8 a 10 vasos de agua al día, pero también puede tener otros beneficios. ¿Alguna vez ha sentido hambre después de comer un puñado o una porción estándar de nueces? Intente beber agua después. El agua le ayudará a sentirse lleno y a prevenir la sobrecomplacencia.

Beber agua después de un bocadillo también le ayudará a quitar el sabor de su boca.y puede ayudar a frenar tu deseo de más.

- ***Consejo práctico: COMER DESPACIO Y DISFRUTAR DE LA COMIDA***

Usted se sentirá lleno y más satisfecho si se toma el tiempo para saborear su comida y masticarla más lentamente. No se acostumbre a comer mientras está de pie o come rápido. Siéntate y mastica.

Comer más despacio le ayudará a disfrutar más de su comida, prestar atención a lo que realmente está comiendo y tener una mejor idea de cuándo está lleno.

- ***Consejo práctico: COMA LAS COMIDAS MÁS GRANDES TEMPRANO Y LAS MÁS PEQUEÑAS MÁS TARDE***

Se sentirá mejor y perderá peso más rápido si toma un desayuno grande y una cena más pequeña. Usted también puede querer comer la mayoría de sus carbohidratos más temprano en el día, guardando una ensalada y proteína de carne magra para la cena.

Comer comidas más grandes durante la parte del día en la que está más activo le ayudará a sentirse satisfecho durante todo el día y a frenar los antojos de bocadillos poco saludables.

- ***Consejo práctico:***
CONSIDERE COMER SALMÓN O CABALLA PARA EL DESAYUNO

Sí, esto puede parecer extraño, pero es una forma de trabajar con ácidos grasos Omega-3 que son buenos para usted y agregan algo de variedad a su dieta diaria. Después de unos meses puede que te canses de comer huevos y tocino para desayunar. La sustitución del pescado le dará las proteínas y los aceites de pescado saludables que necesita.

Puede probar el salmón o la caballa en croquetas para obtener un sustituto de salchicha más saludable. O simplemente puede comer el salmón frío que sobró a la mañana siguiente con salsa de eneldo.

- ***Consejo práctico: USE HOJAS DE LECHUGA EN LUGAR DE PAN***

Este consejo puede parecer un poco extraño al principio, pero si lo pruebas, probablemente te encantará. En lugar de comer panes y bollos con sus sándwiches y hamburguesas, ¿por qué no probar las hojas de lechuga?

Puedes hacer una hamburguesa doble de queso con cebolla, pepinillos y tomate envuelta en una hoja entera de lechuga. O puede hacer sándwiches con lechuga en lugar de tortilla y pan.

Esto ayudará a aumentar su buena ingesta de carbohidratos y fibra mientras le da más variedad en su dieta.

- ***Consejo práctico: COMER UN POSTRE DE FRUTAS***

Vale, todos queremos un poco de postre alguna vez, ¿pero cómo es que tienes tu postre y tu dieta baja en carbohidratos también? ¿Por qué no probar el queso con rodajas de fruta o bayas?

Mejor aún, ¿por qué no probar la crema con bayas? Incluso puede probar las piñas dulces o las fresas con requesón?

Las bayas son dulces y ricas en fibra y los nutrientes y los productos lácteos son ricos en proteínas. Si su plan bajo en carbohidratos lo permite, esta es una alternativa dulce y sabrosa a los postres más azucarados.

Un beneficio adicional es que la proteína de los productos lácteos y la fibra de la fruta fresca harán que estos postres se llenen más.

- ***Consejo práctico: OBTENGA SU FRUTA FRESCA SIN EXPRIMIRLA***

El jugo de fruta puede ser muy tentador

como sustituto de los refrescos, pero ¿qué tan saludable es el jugo de fruta? Si usted lee las etiquetas, pronto se dará cuenta de que en muchos de los jugos comerciales disponibles en su supermercado local hay muy poco jugo de fruta.

Lo que encontrará es mucha agua azucarada y otros ingredientes. ¿Por qué no saltarse el jugo y comer un trozo de fruta fresca? La fruta fresca no sólo contiene menos azúcar que el jugo, la fruta fresca tiene fibra que es buena para usted y le ayudará a sentirse más lleno por más tiempo.

- ***Consejo práctico: TENGA CUIDADO CON LOS REEMPLAZOS DE COMIDA***

Nuevos batidos y barras de reemplazo de comida salen al mercado casi todos los días. Estos batidos y barras pueden decir que son saludables, pero casi todos, incluso las barras Zone Perfect, contienen aceite hidrogenado y edulcorantes.

Así que ten cuidado. Las barras especialmente pueden ser sólo ligeramente más sanas que una barra de caramelo Snickers. Ocasionalmente, puede que no sean tan malos para usted, pero como regla general, probablemente no quiera darse el gusto de tomar un batido o una barra de reemplazo de comida todos los días.

- ***Consejo práctico: SI SUENA DEMASIADO BUENO PARA SER VERDAD, PROBABLEMENTE NO LO SEA***

¿Donas bajas en carbohidratos y panecillos? Usted puede encontrar estos productos preenvasados con etiquetas de bajo contenido de carbohidratos en la tienda de comestibles de su vecindario y en muchas tiendas especializadas de estilo de vida bajo en carbohidratos. Eso no significa que usted deba hacer un hábito de comerlos.

Aunque los pasteles bajos en carbohidratos pueden ser tentadores, recuerde que todavía contienen todos los carbohidratos sospechosos habituales: azúcar o un sustituto del azúcar y harina.

Pueden ser más saludables que los panecillos típicos como una delicia ocasional, pero recuerde seguir los consejos básicos para continuar con el éxito bajo en carbohidratos.

- ***Consejo práctico: SUPERMERCADO***

Será más fácil seguir con su estilo de vida bajo en carbohidratos si aprende el hilo conductor en todos los diseños de tiendas de comestibles: los alimentos saludables están en los pasillos perimetrales.

Piense en ello, cuando vaya a la tienda de comestibles, todas las cosas saludables, frutas, verduras, carnes y productos lácteos están dispuestos alrededor de las paredes de las tiendas.

Rara vez es necesario entrar en las áreas del pasillo central de las pocas tiendas que almacenan mantequilla y queso en el centro, cerca de los alimentos congelados. Para la mayor parte de todos los alimentos que usted necesita para su dieta baja en carbohidratos se puede encontrar en el perímetro de la tienda de comestibles.

Entrénese para comenzar en un extremo del pasillo exterior y trabaje a su manera. Será mucho más fácil evitar los antojos de carbohidratos y llenar su cesta con artículos saludables si lo hace.

- ***Consejo práctico: INVERTIR EN BUENOS LIBROS DE COCINA***

¿No sabes qué comer? ¿Necesita variedad en su dieta? Busque un libro de cocina. Por supuesto, no todas las recetas de un libro de cocina son de bajo contenido en carbohidratos, pero se sorprenderá de la cantidad de recetas de bajo contenido en carbohidratos y bajas en carbohidratos que puede encontrar en su libro de cocina estándar de Betty Crocker.

Los libros de cocina son excelentes herramientas de referencia que a menudo contienen consejos prácticos para comprar cortes de carne y preparar carnes, frutas y verduras de maneras nuevas y emocionantes.

Además, los nuevos libros de cocina bajos en carbohidratos están en el mercado todo el tiempo. Así que asegúrese de aprovechar estos recursos para probar algo nuevo, diferente y delicioso.

- *Consejo práctico: TOMAR UN BUEN MULTIVITAMÍNICO*

No todos podemos hacerlo bien todo el tiempo. Incluso el combinador de alimentos más concienzudo puede perder algunas vitaminas, minerales y oligoelementos saludables en sus dietas. Para asegurarse de obtener todo lo que necesita, considere tomar un buen multivitamínico.

Consulte primero con su médico para obtener recomendaciones y debería hacerse una prueba de anemia para ver si necesita una vitamina con hierro. Sin embargo, cuanto más tiempo coma bajo en carbohidratos y más carne roja coma, menos anemia será un problema y podrá tomar vitaminas con menos hierro.

Su éxito depende totalmente de usted. Asumiendo que usted es un individuo saludable, su cuerpo hará su parte. Sólo recuerde adherirse al plan de dieta baja en carbohidratos adecuado para usted y añadir algo de variedad a sus comidas para ayudarle a mantenerse fiel a sus metas de salud y pérdida de peso.

Recetas e ideas de comidas

Uno de los desafíos de las dietas bajas en carbohidratos es que a menudo es difícil encontrar opciones de bocadillos apetitosos y económicos. Esto es especialmente cierto si tiene un presupuesto limitado y no puede permitirse el lujo de comprar alimentos preenvasados especiales. Otro obstáculo para la preparación de bocadillos bajos en carbohidratos y comidas es encontrar ingredientes que sean apetitosos y que no le dejen aburrido después de unos pocos días.

Los que hacen dieta baja en carbohidratos necesitan ser creativos en sus elecciones de alimentos. Es fácil concentrarse en los alimentos que no están permitidos. Con demasiada frecuencia, los alimentos que no están permitidos parecen ser nuestro objetivo principal. Sin embargo, hay muchas posibilidades de comida rápida y bocadillos delante de nuestros ojos si pensamos en ellos de forma creativa.

Ciertos alimentos son adecuados para picar y también como base para una comida abundante. Por ejemplo, el pollo. La pechuga de pollo puede ser asada a la parrilla y consumida con varias verduras bajas en almidón y altas en fibra para una cena nutritiva. Las pechugas de pollo frías en lonchas también pueden ser un bocadillo apetitoso en la carrera. Aquí hay algunas ideas para comidas rápidas y bocadillos para llevar.

Asegúrese de que sus selecciones sean compatibles con el plan bajo en carbohidratos de su elección y que estén permitidas en su etapa del plan. Disfrute

de estos alimentos solos como bocadillos
o como parte de un plato principal:

Aperitivos y snacks

- ✓ UVAS DE QUESO EN TIRAS MANZANAS
- ✓ FRUTA SECA ATÚN ENLATADO POLLO ENLATADO
- ✓ PROSCUITTO DE CAMARONES CON SALSA CÓCTEL
- ✓ NARANJAS
- ✓ PALITOS DE APIO Y MANTEQUILLA DE MANÍ EDAMAME (SOJA)
- ✓ GARBANZOS (GARBANZOS) HUMMUS
- ✓ HUEVOS DUROS YOGUR BAJO EN GRASA
- ✓ SALSA DE MANZANA SIN AZÚCAR LECHE BAJA EN GRASA
- ✓ ZANAHORIAS EN RODAJAS DE PAVO TOMATES CHERRY

✓ PEPINO CON ADEREZO SIN AZÚCAR / PIMIENTO MORRÓN CONGELADO EN RODAJAS

✓ ROAST BEEF FRÍO

✓ SARDINAS CÁSCARAS DE CERDO CECINA OSTRAS TIRAS DE TOCINO

DIVERSIÓN FRUTA

✓ 1 ½ tazas de jugo de fresa o fresas trituradas

✓ ½ taza de jugo de naranja

✓ ¼ taza de jugo de toronja

✓ 1 cucharada de jugo de limón

✓ 1½ tazas de agua embotellada (o del grifo)

✓ 1 lb. de uvas blancas congeladas (sin semillas)

Mezclar todo el contenido en una jarra grande, excepto las uvas. Use uvas congeladas como cubitos de hielo; vierta y sirva.

SABROSA DELICIA DE TOMATE

- ✓ 2 tazas de jugo de tomate o vegetal 2 cucharadas de jugo de limón
- ✓ 1 cucharadita de salsa Worcestershire
- ✓ ½ cucharadita de rábano picante
- ✓ Un par de gotas de nuestra salsa picante favorita

Bandeja de cubitos de hielo llena de agua, rociada con gotas de zumo de limón en cada ranura de cubitos

Coloque la bandeja de cubitos de hielo en el congelador para que se asienten y haga cubitos de hielo con sabor a limón. Combine todos los demás ingredientes en una jarra. Revuelva y sirva sobre cubitos de hielo de limón.

TRATAMIENTO DE GELATINA BATIDA

✓ 1 paquete de gelatina sin azúcar, su variedad favorita 2/3 taza de agua hirviendo
✓ 2 tazas de cubitos de hielo
✓ 1 recipiente de cobertura batida congelada, descongelada Nueces favoritas al gusto

Disolver la gelatina en agua hirviendo. Vierta en un recipiente para mezclar. Agregue los cubitos de hielo y revuelva hasta que los ingredientes se espesen. Retire los trozos de hielo que queden.

Mezcle con la crema batida y revuelva enérgicamente hasta obtener una textura suave. Sirva con una cuchara en los platos. Adorne con sus nueces favoritas encima.

- ✓ ½ lb pacanas
- ✓ 1 cucharadita de canela
- ✓ ½ margarina en barra, derretida
- ✓ ¼ taza de azúcar morena
- ✓ PECANOS GUSTOSOSOS

Caliente el horno a 350 grados. Pacanas asadas 10 minutos.

En un recipiente para mezclar, combine: canela, azúcar morena y margarina. Vierta sobre las nueces asadas. Coloque las nueces en una bandeja para hornear y hornee por 10 minutos de cada lado, volteando una vez.

TORTILLA DE CHAMPIÑONES Y ESPÁRRAGOS

- ✓ 2 huevos
- ✓ 2 cucharadas de agua
- ✓ 3 tallos de espárragos frescos, sin tallo

✓ ¼ taza de champiñones blancos en rodajas

✓ ¼ taza de queso mozzarella bajo en grasa rallado

Rocíe la sartén pequeña con aceite en aerosol antiadherente y caliente a fuego medio. Batir ligeramente (a mano está bien) los huevos y el agua. Vierta la mezcla de agua y huevo en la sartén.

Cuando la parte superior esté firme, coloque con una cuchara los espárragos, los champiñones y el queso en la mitad de la tortilla. Dobla la otra mitad. Servir.

BRÓCOLI CON QUESO Y AJO

✓ 1 libra de flores de brócoli 2 dientes de ajo picados

✓ 2 cucharadas de aceite de oliva virgen extra

✓ ¼ taza de queso fresco rallado (su tipo favorito)

Cocine el brócoli al vapor en 2 pulgadas de agua durante 2 minutos. Drenar. Caliente el aceite de oliva en una sartén a fuego medio, removiendo para cubrir el fondo de la sartén. Agregue el ajo y saltee hasta que esté fragante (aproximadamente 1 minuto).

Agregue el brócoli y saltee durante unos 4 minutos, revolviendo a menudo. Retire la sartén del fuego. Espolvoree el queso sobre el brócoli. Ligera sacudida.

ALMENDRAS CON MANTEQUILLA Y JUDÍAS VERDES

- ✓ 1 libra de frijoles verdes 3 cucharadas de mantequilla
- ✓ ½ taza de almendras cortadas sal y pimienta al gusto

Cocine los frijoles verdes en un poco de agua salada durante unos 5 minutos. Drenar. En una sartén, saltee las almendras en la mantequilla durante 2 minutos, revolviendo con frecuencia. Agregue los frijoles verdes y saltee por otros 2 minutos, revolviendo frecuentemente.

COLIFLOR CREMOSA

- ✓ 1 libra de ramilletes de coliflor
- ✓ ¼ taza de queso rallado (parmesano o su favorito)
- ✓ ¼ taza de crema batida 1 cucharada de mantequilla blanda
- ✓ ¼ cucharadita de sal
- ✓ 1/8 cucharadita de pimienta

Cocine la coliflor al vapor en 2 pulgadas de agua durante unos 18 minutos o hasta que esté tierna. Añada agua si es necesario durante la cocción al vapor). Drenar.

En una licuadora o procesadora de alimentos, haga un puré de coliflor.

Agregue otros ingredientes. Mezclar ligeramente. Coloque en un plato cubierto y refrigere. Se puede recalentar a fuego lento.

BOLAS DE CARNE

- ✓ ½ libra de carne de cerdo molida 1 libra de pollo molido
- ✓ 1 cebolla pequeña, picada fina 1 huevo
- ✓ 2 dientes de ajo picados 2 cucharadas de eneldo picado
- ✓ 2 cucharadas de aceite de canola
- ✓ sal y pimienta al gusto
- ✓ Precaliente el horno a 375 grados. En un recipiente, mezclar todos los ingredientes EXCEPTO el aceite.
- ✓ Bien juntos. Haga unas 12 albóndigas con la mezcla.

Caliente el aceite en una sartén a fuego medio y dore las albóndigas. Transfiera la sartén (o coloque las albóndigas en una galleta o bandeja para hornear) y hornee durante 15 minutos o hasta que estén completamente cocidas.

LISTA DE JOES

- ✓ 1 libra de carne molida de res
- ✓ 2 cucharadas de cebolla picada sal y pimienta al gusto
- ✓ ½ cucharadita de ajo
- ✓ 1 taza de tomates triturados
- ✓ 3 cucharadas de azúcar morena
- ✓ 1 cucharadita de salsa Worcestershire
- ✓ bollos bajos en carbohidratos (¡o al menos cualquier cosa menos blanco!) o hojas de lechuga

Dorar la carne y escurrirla. Reduzca el fuego a bajo. Añadir el resto de los ingredientes. Cocine lentamente durante unos 10 minutos y sírvalo sobre panecillos (de trigo entero o multigrano) u hojas de lechuga.

POLLO RELLENO

✓ 4 pechugas de pollo sin piel y deshuesadas (divididas en dos) Queso parmesano (para espolvorear al gusto)

✓ 1 ½ tazas de champiñones picados 1 taza de caldo de pollo

✓ 2 cucharadas de pimiento rojo asado, picado 1 cucharada de agua

✓ 1 diente de ajo, picado

✓ ¼ cucharadita de mejorana seca, machacada 1 cucharadita de aceite de cocina

Haga el relleno combinando hongos, ajo, pimienta y mejorana en una sartén rociada con aceite en aerosol para cocinar sin grasa. Termine cuando los hongos estén tiernos.

Haga una abertura en las piezas de pollo para crear un bolsillo. Rellena con el relleno que acabas de hacer y espolvorea el bolsillo interior con queso. (Si lo desea, cierre con palillos de dientes).

Dore el pollo por ambos lados en una sartén, cocinándolo en aceite. Añadir el caldo. Cocine a fuego medio a bajo hasta que el pollo ya no esté rosado por dentro. Servir con caldo vertido sobre el pollo.

Conclusión

Simplemente quiero decirle lo siguiente:

Sólo recuerde que todo no sucederá de la noche a la mañana y que tomará tiempo antes de que usted vea un cambio en su vida para mejor.

Ahora sí, te deseo lo mejor en tus resultados, y recuerda, todo es práctica; no te sirve de nada la teoría sin acción. Lleva a la vida real todo lo que aprendes.

Un fuerte abrazo, tu amiga, Jessy!

Por cierto, cuando logres conseguir tus resultados poco a poco, te recomiendo mucho, si deseas aprender mucho más acerca de metodos de bajar de peso, te recomiendo mucho, mi libro, sobre "COMO PERDER 10 LIBRAS DE PESO EN 10 DÍAS RÁPIDAMENTE", es un libro que estoy segura de que te ayudara mucho en tu camino de la "buena salud". Sin más dilación, puedes encontrarlo en el buscador de Amazon, como: "Como perder 10 libras de peso en 10 días rápidamente" ó buscando mi nombre, como: "Jessy M. Brown"... Una vez más te deseo éxito en tus resultados!